L'ENSEIGNEMENT ET L'HISTOIRE

DE LA

PHARMACOLOGIE

LEÇON D'OUVERTURE

faite à la Faculté de médecine de Paris, le 30 avril 1892.

PAR

M. GABRIEL POUCHET

EXTRAIT DE LA *REVUE SCIENTIFIQUE*

PARIS
ADMINISTRATION DES DEUX REVUES
111, BOULEVARD SAINT-GERMAIN, 111

1892

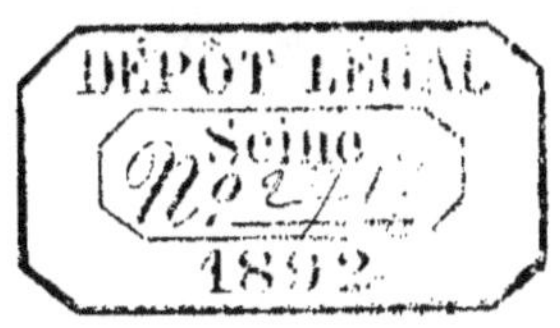

L'ENSEIGNEMENT ET L'HISTOIRE

DE LA

PHARMACOLOGIE

Messieurs,

Je crois ne pouvoir mieux faire, pour inaugurer mon enseignement dans la chaire que le Conseil de la Faculté m'a fait le grand honneur de me confier, que de vous exposer aujourd'hui, après un historique rapide de cette chaire, les progrès accomplis depuis sa création et la voie dans laquelle il me paraît nécessaire de marcher maintenant pour perfectionner et augmenter nos connaissances. Je pourrai ainsi, tout en vous exposant quelques idées personnelles, rendre un juste hommage aux savants Maîtres qui m'ont précédé dans la carrière.

Il y a presque deux cents ans, lors de la revision de ses statuts en 1696, la Faculté décida la création d'une cinquième chaire pour l'enseignement de la pharmacie.

Ce ne fut pas sans quelques difficultés que ce nouveau cours put s'établir, car il existait alors de vifs préjugés contre la chimie, que beaucoup confondaient encore avec l'alchimie, la magie et l'astrologie. On était encore sous le coup des discussions passionnées à propos de l'antimoine; discussions qui se terminaient quelquefois par de véritables actes d'iniquité, comme l'avait montré, quelques années auparavant, la condamnation de Turquet de Mayerne à la dégradation doctorale, pour avoir cherché à répandre l'emploi des nouveaux médicaments chimiques, les préparations antimoniales, mercurielles, ferrugineuses, sans lesquelles il n'y aurait plus guère, aujourd'hui, de thérapeutique possible.

Le Collège des médecins de Paris venait à peine de rapporter l'arrêt interdisant l'usage des préparations antimoniales; et l'exemple des luttes antérieures, ainsi que des disgrâces encourues par nombre des plus fervents adeptes des préparations pharmaceutiques d'origine chimique, étaient bien de nature à refroidir le zèle de ceux qui auraient admis volontiers l'intervention effective de la chimie dans la préparation des médicaments.

Il est juste d'ajouter, toutefois, que la suspicion dans laquelle était tenue la plupart des médicaments chimiques semblait légitimée par les nombreux accidents que causaient les charlatans avec leurs remèdes secrets destinés à rajeunir la vieillesse, restaurer le sang, guérir radicalement toute sorte de maladies et produire une foule d'autres merveilles qu'il serait trop long d'énumérer.

C'est surtout au Jardin du Roi que la chimie fut étudiée et professée par des hommes de la plus haute valeur; et il ne faut pas s'étonner si une période de cent années s'écoula encore avant que l'enseignement de la pharmacologie fût professé, à la Faculté de médecine de Paris, par une des illustrations de cette époque.

La Révolution de 1789 avait trouvé Fourcroy nouvellement nommé professeur de chimie au Jardin des Plantes. Agé seulement de trente-quatre ans, il n'avait pas tardé à faire oublier Macquer, son prédécesseur; et son éloquence remarquable, son admirable talent d'exposition, sa rigoureuse méthode scientifique, qu'il tenait de ses illustres maîtres, Lavoisier et Vicq d'Azyr, n'avaient pas tardé à lui acquérir une immense réputation.

Il fut élu député à la Convention; et c'est à lui que l'on doit, entre autres études sur l'instruction publique, le si remarquable Rapport à la Convention nationale sur l'établissement des Écoles de santé. L'ancienne Faculté avait disparu dans la tourmente révolutionnaire; et ce progrès, qu'elle n'avait pas su comprendre et faire sien, allait enfin pénétrer dans l'enseignement médical.

Un décret de la Convention rétablit, en 1795, l'École de santé de Paris et nomma Fourcroy professeur titulaire de chimie et de pharmacie, avec Deyeux comme professeur adjoint. Fourcroy s'occupa plus exclusivement de la chimie et Deyeux de la pharmacologie. Leur enseignement dut se distinguer par un caractère pratique, s'il faut s'en rapporter à un passage du rapport de Fourcroy à la Convention, dans lequel il disait que *les élèves devaient peu lire, mais beaucoup voir et faire.*

S'il ne possédait pas l'éloquence captivante de Fourcroy, Deyeux se distinguait dans son enseignement par la netteté, la concision, la méthode. Il fut le collaborateur assidu de Parmentier. Les travaux de ce savant sont fort nombreux : ils ont été publiés dans le *Journal de physique,* la *Statistique de la France,* le *Théâtre d'agriculture d'Olivier de Serres,* les *Annales de chimie* et le *Journal de pharmacie.* Il est encore l'auteur d'un grand nombre de rapports au Conseil d'hygiène et de salubrité du département de la Seine sur les questions les plus variées d'hygiène, et son nom restera justement attaché à la découverte et à l'extraction du sucre de la betterave.

Les travaux de Fourcroy, en ce qui regarde la pharmacologie, sont plus importants et plus considérables :

il me suffira de citer un important ouvrage sur l'*Art de connaître et d'employer les médicaments dans les maladies qui attaquent le corps humain;* un *Discours sur l'union de la chimie et de la pharmacie;* un grand nombre de mémoires, la plupart en collaboration avec Vauquelin, sur l'analyse des quinquinas, des céréales, des légumineuses, de l'ergot de seigle, du suc d'oignon; sur l'étude chimique des matières animales, mucus nasal, larmes, chyle, lait, bile, sang, liquide des hydropiques, tartre des dents, urines et calculs urinaires, la composition chimique des os, etc.

L'enseignement de Fourcroy et Deyeux inaugura, en réalité, l'enseignement vraiment scientifique de la chaire de pharmacologie.

Un décret du 17 mars 1808 transforma l'École de santé en Faculté et institua le concours pour les chaires de professeurs. A la mort de Fourcroy, en décembre 1809, son plus actif collaborateur, Vauquelin, déjà membre de l'Académie des sciences et professeur au Collège de France et au Jardin des Plantes, fut sollicité de prendre sa succession. Il se décida à faire ses études médicales et, en 1811, il prit la chaire de pharmacie et de chimie qu'il occupa jusqu'en 1822. Ses travaux les plus importants, au point de vue médical, furent sa thèse sur l'*Analyse de la matière cérébrale considérée dans l'homme et dans les animaux,* et ceux qu'il publia dans les *Annales de chimie et de physique* sous le titre de *: Mémoires pour servir à l'histoire naturelle chimique et médicale de l'urine humaine*, et *Mémoire sur l'analyse des calculs urinaires humains*. Presque tous les travaux publiés par Fourcroy à partir de 1798 — et ils ne sont pas les moins nombreux — furent effectués avec la collaboration de Vauquelin.

En novembre 1822, au dire des ministres et à l'instigation de l'abbé Frayssinous, alors grand-maître de l'Université, l'enseignement médical avait besoin d'être réformé. Le ministère Frayssinous le réforma en éliminant Chaussier, Dubois, Pinel, Vauquelin, Deyeux et d'autres non moins remarquables qui déplaisaient au pouvoir.

L'ordonnance royale et le décret du 2 février 1823, qui reconstituaient la Faculté de médecine, établirent la division des chaires de chimie et de pharmacologie : la chaire de chimie fut confiée par Orfila, qui l'illustra par ses belles études de toxicologie, tandis que la chaire de pharmacologie fut donnée à Nicolas Guilbert, qui l'occupa fort obscurément jusqu'en 1830 et n'a pas laissé un seul travail digne d'être rappelé.

La révolution de 1830 rendit à Deyeux la possession de sa chaire, qui, en 1838, passa, avec la nouvelle dénomination de *chimie organique et pharmacie*, à Dumas, qui l'occupa de 1838 à 1852.

Les premiers travaux de Dumas sont relatifs à l'emploi de l'iode et à l'obtention des préparations au moyen desquelles il puisse être convenablement administré. Ce fut lui qui, encore élève en pharmacie, indiqua comme préparations à Coindet (de Genève), qui faisait alors ses premières recherches sur la valeur thérapeutique de l'iode, la teinture d'iode, l'iodure de potassium et l'iodure de potassium ioduré. Dumas se livra ensuite, avec J.-L. Prévost (de Genève), à des recherches de physiologie qui sont restées un modèle d'observation exacte et profonde; puis il s'adonna entièrement à la chimie pure. Son infatigable activité lui permit de s'illustrer dans toutes les branches des sciences qui appellent la chimie à leur aide : la pharmacologie, la physiologie, la biologie lui doivent d'importants travaux dont témoignent ses recherches sur les alcaloïdes, les albuminoïdes, les fermentations; et ses *Leçons sur la philosophie chimique* constituent un des plus admirables ouvrages de philosophie scientifique. Son *Essai de statique chimique des êtres organisés*, qui parut en 1841, est également une œuvre de premier ordre, tant par son esprit philosophique que par l'ingéniosité, la hardiesse et la nouveauté des idées.

Dumas ayant démissionné en 1852, Soubeiran lui succéda. Ce savant, aussi méritant que modeste, avait commencé par occuper la chaire de physique à l'École supérieure de pharmacie de Paris. Doué d'un esprit net, lucide, inaccessible aux errements des théories préconçues, Soubeiran avait, de plus, la parole élégante et facile : ses travaux ont été considérables; ils ont trait à la pharmacie, à la chimie, aux eaux minérales, à la botanique, à la zoologie, et sont exposés, pour la plupart, dans le *Bulletin de thérapeutique*, les *Annales de chimie et de physique*, le *Journal de pharmacie*. On lui doit, outre un *Traité de pharmacie théorique et pratique*, des travaux remarquables sur les chlorures de mercure, l'hydrogène arsénié, les tartrates simples et composés, la méthode de déplacement, les sulfures d'azote; et son nom est irrévocablement attaché, avec celui de Liebig, à la découverte du chloroforme.

Appelé à remplacer son beau-père, Soubeiran, dans la chaire de pharmacologie, M. Regnauld, qui avait commencé, comme son prédécesseur, par occuper la chaire de physique à l'École supérieure de pharmacie, apporta dans ce nouvel enseignement les qualités que, tout récemment encore, chacun pouvait apprécier et dont nous garderons le meilleur souvenir. Ses recherches sur les *forces électromotrices* et la *méthode d'opposition* qu'il imagina pour en obtenir la mesure sont devenues classiques et marquèrent ses débuts dans la carrière scientifique. A partir de 1859, époque à laquelle il occupa la chaire de Soubeiran, redevenue chaire de pharmacologie, M. Regnauld se consacra exclusivement à la chimie; et, parmi les plus importantes publications qu'il ait faites, il me suffira de citer ses travaux sur l'éther ordinaire, les alcaloïdes mydriatiques, l'opium, le chloroforme, les anesthésiques dérivant du formène, pour vous rappeler la part active qu'il prit aux progrès de la science.

En outre, on lui doit d'avoir continué le livre de Soubeiran en le maintenant constamment au niveau des progrès de la science. La neuvième édition de ce bel ouvrage a paru en 1888; elle constitue le traité de pharmacie le plus complet, le plus parfait qui existe aujourd'hui.

Une grande rigueur scientifique, alliée à une clarté, une simplicité de bon aloi qui lui assurèrent jusqu'à son dernier cours un nombreux auditoire, furent les caractéristiques de l'enseignement de M. Regnauld. Ce souvenir et celui de ses éminentes qualités de l'esprit et du cœur, qui l'ont fait si justement apprécier de tous, me serviront de guide pour m'efforcer, non pas de vous le faire oublier, mais de vous persuader que vous trouverez chez son successeur le même dévouement pour l'enseignement, le même désir de vous être utile.

Tel est l'historique assez complet, quoique résumé, de la chaire de pharmacologie. Le savant bibliothécaire de notre Faculté, M. Corlieu, m'a très obligeamment fourni la plupart des matériaux de cet historique; et c'est pour moi un plaisir que de l'en remercier publiquement.

Jetons maintenant un coup d'œil sur la pharmacologie à notre époque et sur les diverses péripéties de cette science, depuis son origine jusqu'à nos jours. Et, tout d'abord, que doit-on entendre par le mot *pharmacologie?*

Bien qu'une définition *à priori* laisse toujours quelque incertitude, elle permet, cependant, de déterminer clairement le but que l'on se propose d'atteindre et de faire prévoir les procédés que l'on mettra en œuvre pour arriver à ce but.

Robin et Littré définissent la pharmacologie « la partie de la matière médicale qui s'occupe de la description des médicaments et de la manière de les préparer, ainsi que de leurs propriétés et de leur action sur l'organisme ». En d'autres termes, c'est la partie de la matière médicale qui a pour objet de faire connaître les médicaments sous tous les rapports qui peuvent éclairer leur emploi en thérapeutique.

Ainsi comprise, la pharmacologie constitue, sans contredit, l'une des branches les plus importantes et les plus intéressantes des sciences médicales. Elle emprunte aux sciences physiques et naturelles, ainsi qu'à la physiologie, le secours de leurs méthodes d'observation et d'expérimentation délicate; et elle a pu devenir une véritable science au fur et à mesure des progrès réalisés par nos connaissances en chimie et surtout en physiologie.

Dans l'histoire de toutes les sciences, il existe une période pendant laquelle l'empirisme seul peut servir de guide, préparant ainsi, d'une façon plus ou moins efficace, le terrain à la théorie et à la discussion des faits. Il faut observer longtemps, et dans des conditions très diverses, les phénomènes que nous offre la nature, avant d'arriver à en découvrir les lois.

Ampère a rapporté à quatre périodes les phases successives par lesquelles a dû passer une science arrivée à son complet développement : dans la première, la science est purement descriptive, elle ne pénètre pas au delà des apparences extérieures; dans la seconde, elle recherche les causes latentes qui donnent naissance aux phénomènes observés; à la troisième période correspond la connaissance des transformations qui s'opèrent dans les êtres et des modifications qu'ils présentent; enfin, la fixation des lois qui régissent la succession des phénomènes naturels dans un ordre déterminé est l'apanage de la quatrième période, celle que l'on pourrait appeler, si le mot ne semblait pas trop ambitieux, la période de perfection.

Nous entrons à peine, en ce qui concerne la pharmacologie, dans la troisième période, celle que caractérise l'expérimentation ; et, dans bien des cas encore, nous en sommes à la seconde période, celle de la recherche des causes latentes : nous pourrions fort utilement nous rappeler ce passage du rapport de Lavoisier à l'Académie des sciences, au sujet des expériences de Mesmer :

« Comme le principe de la vie est dans les animaux une force toujours agissante qui tend continuellement à vaincre les obstacles ; que la nature, abandonnée à ses propres forces, guérit un grand nombre de maladies; lorsqu'on emploie des remèdes, il est infiniment difficile de déterminer ce qui appartient à la nature ou ce qui appartient au remède.

« Aussi, tandis que la multitude regarde la guérison d'une maladie comme une preuve de l'efficacité du remède, il n'en résulte, aux yeux d'un homme sage, qu'un degré plus ou moins grand de probabilité, et cette probabilité ne peut se convertir en certitude que par un grand nombre de faits de même espèce. »

Je désire, dans cette leçon d'ouverture, vous montrer quels sont les moyens d'étude qui ont pu faire progresser la pharmacologie, et vous indiquer les différentes étapes par lesquelles cette science a dû passer depuis son origine.

La matière médicale des anciens n'était constituée que par un mélange des corps les plus bizarres et les plus hétéroclites. La thériaque d'Andromaque, par exemple, ne comprenait pas moins de soixante-quatre drogues. Les propriétés imaginaires attribuées aux substances utilisées comme médicaments n'étaient que le reflet de superstitions grossières ; et il faut arriver jusqu'au XIIIe siècle, à l'époque des premières découvertes des alchimistes, pour trouver, par-ci par-là, quelques tentatives de préparations de drogues sous un état différent de celui dans lequel on les rencontre dans la nature. Les recherches entreprises de tous côtés pour la préparation de la pierre philosophale ont eu, peu à peu, cet heureux résultat d'augmenter le nombre des médicaments chimiques, des composés bien déterminés, et de susciter les tentatives de leur application à la thérapeutique.

Mais ce n'est qu'à partir de Lavoisier, de ce moment où la chimie a été vraiment constituée comme science, que la pharmacologie a pu se développer parallèlement, et qu'il a été possible de préparer des médicaments de composition constante, toujours identiques à eux-mêmes, en même temps que d'étudier les changements de propriétés physiques, chimiques ou physiologiques qui se produisent par le mélange des substances employées dans un but thérapeutique. Au début de notre siècle, la découverte des alcaloïdes végétaux est venue prouver encore une fois, et de la façon la plus éclatante, l'efficacité de l'intervention de la chimie.

Toutefois, si les progrès de nos connaissances chimiques enrichissaient la pharmacologie en médicaments nouveaux et d'une activité inconnue jusqu'alors, ils ne permettaient pas de juger de leur valeur au point de vue thérapeutique, ni de leur mode d'action sur l'organisme sain ou malade. Ce fut seulement à partir du jour où l'expérimentation physiologique put intervenir dans ces études que l'on commença à pouvoir essayer de classer les médicaments et chercher à interpréter leur façon d'agir.

De tout temps, on avait connu des poisons, c'est-à-dire des substances dont l'introduction à plus ou moins petite dose dans l'économie était incompatible avec la vie : de tout temps aussi, on avait cherché, à l'aide de raisonnements basés sur les théories régnantes, à expliquer les causes de la toxicité de ces substances ; et c'est seulement dans ce dernier siècle que d'immenses progrès ont été réalisés dans cette voie.

Dans le milieu ambiant au sein duquel vivent et se meuvent les différents organismes, une observation attentive fait bientôt remarquer que certaines substances affectent d'une façon particulière et constante les êtres vivants. Dans ce domaine, tout est dû à l'expérience, ou, pour parler plus exactement, à l'observation aidée de l'expérimentation. Rien, en effet, ne permettait de prévoir, *à priori*, ces propriétés occultes de quelques corps simples ou composés, de penser, par exemple, que le mercure devait causer de la stomatite et du tremblement des extrémités ; le plomb, occasionner des coliques et la paralysie des membres ; l'opium, déterminer le sommeil ; l'atropine, dilater la pupille. C'est l'étude de cette multitude de substances minérales, végétales et animales possédant une action énergique directe sur l'être vivant, qui constitue l'objet et le but de la pharmacologie.

Toutes ces substances, douées d'une action effective et spéciale sur l'organisme, agissent comme sources ou comme modificateurs de forces vives ; elles constituent autant de moyens permettant de modifier la vitalité des cellules et les conditions dans lesquelles s'effectuent les échanges entre cet organisme et le milieu ambiant, et d'intervenir ainsi utilement pour entretenir l'état de santé ou pour lutter contre les conditions biologiques qui déterminent l'état de maladie.

Malheureusement pour notre étude, chaque maladie, comme l'a si bien dit Littré, est une expérience qui ne peut se recommencer, en raison de la constitution spéciale du sujet, du *milieu intérieur* qui sert de terrain d'évolution à cette maladie et qui change, non seulement avec chaque individu, mais encore avec le même individu et suivant des conditions que nous ne sommes pas maîtres de reproduire : c'est ce que l'on a appelé l'*idiosyncrasie*. Chaque sujet fait non pas *une* maladie, mais *sa* maladie à lui ; ce que prouve la manifestation particulière de cette affection. Pour faire comprendre ma pensée par un seul exemple, une fièvre typhoïde sera, suivant l'individu, à déterminations principalement cérébrales, thoraciques, abdominales. Dans beaucoup de cas, rien ne peut, jusqu'ici, permettre de prévoir le point faible sur lequel se portera tout l'effort de la maladie.

Nous sommes ainsi privés d'un précieux moyen d'étude et de contrôle de nos agents thérapeutiques ; et il semble qu'il faille presque renoncer à l'espoir de réaliser une expérience de thérapeutique comme on réalise une expérience de laboratoire, en étant maître de toutes les conditions dans lesquelles se produira fatalement un phénomène déterminé. Cependant, de nombreuses expériences de Claude Bernard, et notamment celles relatives à la section du nerf sympathique, permettent de concevoir l'espérance d'arriver, peu à peu, à réaliser ce *desideratum*. Une même cause, le froid, ou mieux encore l'inanition, peut déterminer chez des animaux placés, d'ailleurs, dans des conditions aussi identiques que possible, des manifestations morbides différemment localisées, telles qu'une pneumonie, une pleurésie, une entérite, suivant la région dans laquelle le sympathique a été lésé.

Ceci me ramène tout naturellement à l'expérimentation physiologique dont je veux vous montrer toute l'importance pour notre étude, en même temps que j'essayerai de vous en faire saisir toute la délicatesse et les difficultés.

De tout temps, sans doute, on avait fait des expériences isolées et sans suite ; mais, ça n'est qu'à partir du moment où la physique et la chimie furent définitivement constituées comme sciences que l'on put utiliser leurs méthodes avec fruit et instituer des expériences régulières.

Lavoisier et Laplace, les premiers, appliquèrent, dans leurs recherches sur la respiration des animaux, les méthodes exactes des sciences physico-chimiques à l'étude des être vivants. Ces travaux, connus de tous, sont restés un véritable monument de la méthode expérimentale. Magendie continua, sous l'impulsion de Laplace, à faire pénétrer l'expérimentation dans les recherches de physiologie et de pathologie. Le plus illustre des élèves de Magendie, Claude Bernard, donna à cette méthode expérimentale l'impulsion la plus féconde; et ses travaux, outre leur valeur immense au point de vue scientifique, subsisteront toujours comme des modèles de sagacité, d'élégance et de précision. Flourens, et surtout Vulpian, marchèrent également dans cette voie fertile; et nous arrivons ainsi jusqu'à M. Marey, qui, grâce à l'ingéniosité des nombreux appareils qu'il a imaginés, a amené la méthode expérimentale à ce degré de perfection mécanique où elle se trouve aujourd'hui. Durant le cours de nos études, nous aurons constamment occasion de recourir aux instruments construits par cet habile expérimentateur; et il n'est que juste de dire qu'il a rendu les plus signalés services dans l'utilisation des procédés exacts de la mécanique et de la physique pour l'étude des êtres vivants.

Cependant, si perfectionnées que puissent être les méthodes d'investigation, elles sont encore loin de répondre à la complexité immense des phénomènes de la vie. Nous n'avançons que lentement et péniblement dans cette voie de l'expérimentation physiologique, nous heurtant sans cesse à des difficultés nouvelles, à mesure que notre persévérance parvient à surmonter les obstacles. Tout le talent de l'expérimentateur doit consister à obtenir la certitude que les faits sur lesquels et avec lesquels il raisonne sont exacts et exempts de toutes causes d'erreur d'observation, sans quoi l'on ne peut arriver qu'à des conclusions erronées. Il faut donc savoir bien expérimenter, et obtenir des résultats constants dans des circonstances exactement déterminées, afin qu'ils puissent être invariablement les mêmes quand on se placera dans ces conditions connues. Le raisonnement appliqué à de pareils faits permettra alors d'en tirer tout le parti possible. Or c'est précisément la détermination exacte de ces circonstances qui est le point critique de l'expérimentation. Tant de causes interviennent pour déterminer des variations dans les phénomènes observés, que l'on ne saurait être trop prudent dans ses déductions, ni répéter une expérience un trop grand nombre de fois.

Faisons ingérer, par exemple, à deux animaux de même espèce, l'un à l'état d'abstinence et l'autre en pleine digestion, une même dose de strychnine : l'animal dont la digestion est en pleine activité pourra être tué immédiatement, tandis que l'animal à jeun restera un temps assez considérable avant de ressentir les symptômes de l'intoxication. La première interprétation qui se présente tout naturellement à l'esprit, pour expliquer cette différence, est l'inégalité du pouvoir absorbant ; mais l'expérience nous apprend alors que l'absorption à l'état de jeûne est infiniment plus active que pendant le cours de la digestion. Il faut donc chercher ailleurs la cause de cette frappante différence. En multipliant les essais de toute sorte, on arrive à s'apercevoir que l'affaiblissement du système nerveux, la diminution de ses propriétés physiologiques, est, en réalité, la seule cause que l'on puisse invoquer ici. Par la privation de nourriture, l'animal descend graduellement dans l'échelle des êtres, et finit par acquérir des propriétés plus ou moins éloignées de celles de son état primitif. C'est ainsi qu'un lapin peut être abaissé jusqu'au niveau physiologique d'un batracien, tandis qu'en renversant l'expérience, on parvient au résultat inverse. Dans le même ordre d'idées, M. Pasteur a démontré que le choléra des poules pouvait s'inoculer à la grenouille en élevant suffisamment sa température. De même, l'expérience nous apprend encore que la plupart des animaux à sang froid deviennent de moins en moins sensibles à l'action des poisons, sous l'influence d'un abaissement de température ; par exemple, il est nécessaire, pour tuer une grenouille, d'employer une dose de strychnine plus forte en hiver qu'en été. Le chloroforme, l'éther, l'ivresse alcoolique, produisent des effets semblables; et l'on croit, dans l'Amérique du Sud, que l'ivresse est un préservatif contre la morsure des serpents à sonnettes.

Voilà des modifications du milieu intérieur de l'animal, pour la détermination desquelles nos moyens actuels d'investigation nous laissent absolument désarmés. On a reculé les bornes du problème en démontrant qu'il fallait attribuer ces différences à l'affaiblissement des propriétés physiologiques du système nerveux, et il est permis d'espérer qu'on pourra les reculer encore.

Je vous parlais tout à l'heure de la remarquable expérience de Claude Bernard, relative à différents viscères qui devenaient le siège d'inflammations aiguës lorsque, après la section du rameau du sympathique se rendant à ce viscère, on soumettait l'économie à l'action profondément débilitante de l'inanition. On pourrait aujourd'hui, grâce à nos connaissances en bactériologie, pousser un peu plus loin l'interprétation de ce phénomène, et dire que les bactéries auxquelles l'intégrité et le fonctionnement normal des éléments histologiques opposent une barrière infranchissable deviennent capables, grâce à cette déchéance des propriétés physiques et chimiques des cellules, consécutive à la lésion du sympathique, de les envahir et de s'y cultiver.

Et puisque l'occasion se présente ici de parler de la bactériologie, laissez-moi seulement vous signaler, sans y insister davantage, l'immense intérêt que présente l'étude pharmacologique, comme je m'efforce de la définir, des diverses substances qualifiées d'antiseptiques par rapport aux bactéries et à leurs milieux de culture.

D'ailleurs, cette sensibilité exquise du système nerveux se rencontre aussi bien chez des animaux de même espèce, et détermine chez eux les différences de race. Claude Bernard a depuis longtemps signalé ce fait que les expériences sur la sensibilité récurrente, qui réussissent presque toujours sur le chien de chasse, échouent presque constamment quand on les pratique sur un chien de berger. Il en est tout au contraire des recherches ayant trait au suc gastrique, à la sécrétion pancréatique et à d'autres phénomènes du même genre. Chez le cheval, ces différences sont encore plus prononcées, s'il est possible. Il est donc de la plus grande importance de bien choisir l'animal devant servir à une expérience, sans quoi l'on risque d'obtenir, pour ses résultats, des interprétations tout à fait inexactes. Toutes les fois qu'une expérience exigera une grande force de résistance chez le sujet, il faudra le choisir parmi les races inférieures; si l'irritabilité nerveuse et une sensibilité exquise sont, au contraire, les qualités nécessaires, c'est aux races supérieures qu'il faudra s'adresser.

Les conditions biologiques qui déterminent l'état de maladie produisent de semblables variations dans l'action des médicaments. Des doses de préparations alcooliques capables de déterminer inévitablement l'ivresse chez un homme bien portant peuvent être impunément absorbées par des individus en proie à un accès de fièvres paludéennes, à la septicémie. Il en est de même pour le sulfate de quinine dont la dose capable de déterminer les bourdonnements d'oreille et les vertiges est notablement plus élevée chez les malades précédents que chez l'homme sain. Dans ces cas, la moindre intensité d'action peut tenir aussi bien à un défaut d'absorption qu'à une dépression du système nerveux. Pour certaines maladies, la fièvre typhoïde, le choléra, l'absorption est, en effet, au moins considérablement diminuée, sinon même tout à fait suspendue, comme on a pu s'en assurer en faisant absorber aux malades de petites quantités de ferrocyanure de potassium, dont on ne retrouve aucune trace dans l'urine ni dans les autres sécrétions. Le même phénomène a été observé dans la manie aiguë; mais ici, l'influence du système nerveux est des plus évidents; car, aussitôt la crise terminée, l'absorption reprend son cours comme dans l'état de santé. L'expérience a encore démontré que quand on surexcitait artificiellement les sécrétions glandulaires, les surfaces sécrétantes perdaient à peu près complètement leur pouvoir absorbant.

Malgré toutes ses difficultés, et, dans nombre de cas, toutes ses incertitudes, l'expérimentation physiologique est le seul moyen pour nous d'arriver à obtenir des données sur l'emploi thérapeutique des médicaments. Aussi est-ce à perfectionner sans cesse les méthodes d'investigation que doit tendre la pharmacologie; d'une part, en obtenant des corps purs, nettement définis comme espèces chimiques; d'autre part, en étudiant l'action de ces corps sur l'organisme vivant.

Claude Bernard a défini les médicaments des corps étrangers à l'organisme que l'on y fait pénétrer dans le but d'obtenir certains effets déterminés. Cette définition, certainement insuffisante au point de vue de la thérapeutique, convient au contraire parfaitement pour l'étude pharmacologique. Les composés faisant partie de l'organisme ne sauraient être envisagés comme des médicaments, au moins quand on les emploie sous la forme qu'ils revêtent dans l'économie. Il est essentiel de faire une distinction entre les produits utiles au fonctionnement de l'organisme et les produits d'excrétion, déchets de la vie des cellules, qui contiennent tous des substances capables de déterminer des effets nuisibles, et qui peuvent même devenir des poisons très actifs lorsque leur élimination régulière est entravée pour une cause quelconque. Ici intervient la question de *doses*, à laquelle nous amenait d'ailleurs fatalement la considération du médicament. Entre l'action sur l'organisme du médicament et celle du poison, il ne peut y avoir, en effet, qu'une question de quantité. Aussi la *toxicologie* n'est-elle, en quelque sorte, qu'une dépendance de la pharmacologie.

L'effet thérapeutique ne peut se comprendre et s'utiliser que par l'étude de l'effet toxique qui représente le premier à son summum d'activité. Ça n'est que lorsqu'on connaît aussi exactement que possible l'action toxique d'une substance bien définie que l'on peut devenir maître de ce médicament et l'employer utilement et à la dose convenable. Nous voici donc toujours ramenés à cette expérimentation sur l'organisme vivant dont Claude Bernard a si magistralement ouvert la voie et fait ressortir l'importance capitale.

Avant de recourir à l'expérimentation physiologique comme moyen d'étude appliqué à la pharmacologie, on avait bien tenté d'interpréter l'action des médicaments en se basant sur leurs propriétés physiques ou chimiques. Poiseuille essaya d'expliquer d'après les lois de la capillarité l'action des diurétiques. Partant de ce point que l'eau distillée coule avec une rapidité facile à mesurer par l'orifice de tubes capillaires d'un diamètre connu, et que la dissolution de certains composés dans cette eau détermine une accélération ou une diminution de cet écoulement sans que l'on modifie la température ni la pression, ce savant crut pouvoir conclure de ses expériences que la circulation dans les capillaires sanguins est soumise à une influence identique par les composés qui accélèrent ou retardent le mouvement d'écoulement de l'eau dans les tubes de très petit diamètre. Ayant observé que le nitrate de potasse, le chlorhydrate d'ammoniaque, un iodure alcalin quelconque accélèrent le mouvement de l'eau, tandis que l'alcool, le sulfate de potasse et plusieurs chlorures le retardent, il admit que l'action diurétique du nitrate de potasse pouvait s'expliquer par l'accélération de la circulation capillaire dans les reins, tandis que l'ivresse alcoolique avait pour cause le ralentissement de la circulation cérébrale et qu'elle était dissipée, sous l'influence des sels ammoniacaux, par suite de l'accélération que ces composés impriment au sang dans les vaisseaux capillaires. Si ces faits peuvent recevoir une semblable interprétation, et si l'action des purgatifs salins peut s'expliquer par leur pouvoir endosmotique, qui est, en effet, très considérable, il est une quantité d'autres faits auxquels cette interprétation ne peut convenir; ainsi, l'action des purgatifs drastiques de la famille des convolvulacées, qui ne possèdent qu'un très faible pouvoir endosmotique, est due à une toute autre cause.

On admettait autrefois, et il faut bien encore, dans nombre de cas, accepter cette interprétation, que la substance médicamenteuse pénétrait dans l'intimité de nos organes pour s'adresser directement au principe morbifique lui-même et le neutraliser. C'est sous l'empire de cette interprétation que l'on administrait de la limonade sulfurique aux individus atteints de colique de plomb, dans le but de faire passer à l'état de sulfate, composé insoluble, le plomb qui causait les accidents saturnins. Les combinaisons chimiques et les doubles décompositions qui s'effectuent facilement et invariablement *in vitro* sont loin de se produire de la même façon au sein de l'organisme; et c'est là un mode thérapeutique avec lequel on pourrait s'exposer à de pénibles mécomptes et arriver même à des résultats dangereux. Cependant, il est des cas dans lesquels on est parfaitement en droit de compter sur ces réactions chimiques et où il faut même les utiliser. Natalis Guillot et Melsens ont mis en évidence l'influence remarquable de l'iodure de potassium sur l'élimination du mercure, par suite de la formation d'un sel double très soluble; et j'ai démontré l'influence du même composé sur l'élimination du plomb par l'urine chez les saturnins. Toutefois, il se passe ici un phénomène remarquable et qui prouve bien que l'action de ce médicament est plus complexe qu'une double décomposition chimique. La quantité de plomb ainsi éliminée par l'urine, après avoir augmenté dans une très notable proportion sitôt après l'ingestion de l'iodure de potassium, diminue ensuite rapidement, bien que l'on continue l'administration de l'iodure, pour augmenter de nouveau au bout de quelque temps, lorsqu'une nouvelle proportion du métal toxique aura, par un mécanisme encore inconnu, été mise dans des conditions telles que sa solubilisation puisse s'effectuer. De là découle pour nous cette indication de n'administrer dans ce cas l'iodure de potassium que par périodes séparées par des intervalles de repos.

D'autres composés se conduisent dans l'économie absolument comme dans nos appareils de laboratoire. Telles sont certaines zymases qui réagissent sur les substances qu'elles peuvent dissocier comme elles le font *in vitro*. Il faut alors les introduire dans l'organisme par voie d'injection intra-veineuse, car elles ne sont pas absorbées par la voie gastro-intestinale. Si, par exemple, on injecte dans le sang d'un animal, même en deux points très éloignés l'un de l'autre, d'une part de l'amygdaline, et d'autre part de l'émulsine, diastase capable de déterminer le dédoublement de l'amygdaline avec formation d'acide cyanhydrique, on ne tarde pas à voir l'animal succomber subitement à l'intoxication.

Ce dédoublement de l'amygdaline, sous l'influence de l'émulsine, se produit encore, exactement de la même manière qu'en présence de l'eau, quand on mélange ces substances avec du sérum sanguin; et ces faits montrent que les albuminoïdes du sang, lorsqu'ils s'opposent aux réactions ordinaires des divers composés mis en contact avec eux, n'agissent qu'en vertu de leurs propriétés chimiques habituelles et non pas en vertu de propriétés spéciales qui leur seraient communiquées par l'organisme vivant.

Cette insuffisance des propriétés physico-chimiques des médicaments à interpréter leur action sur l'économie a conduit à rapporter à des propriétés spéciales, que l'on a appelées *propriétés physiologiques*, leur manière de réagir au sein de la matière organisée et au contact des éléments vivants. Dans son essence intime, cette action est, très probablement, d'ordre purement chimique, ou, plutôt, physique, comme nous allons le voir tout à l'heure ; mais, tant qu'il nous sera impossible d'en préciser la nature, nous devrons, pour la distinguer des autres, lui conserver la dénomination d'*action physiologique*.

Si nous poursuivons par tous les moyens en notre pouvoir l'étude de cette action spéciale, dite *physiologique*, des substances toxiques et médicamenteuses, nous arrivons, comme l'a démontré, le premier, Claude Bernard, à remarquer que cette action s'exerce, primitivement, sur certains éléments histologiques spéciaux à l'exclusion des autres, et que ça n'est que consécutivement qu'elle semble produire un trouble général de l'économie. Nous voyons, par exemple, que la strychnine localise son action sur la substance grise de la moelle épinière, que l'atropine exerce plus particulièrement la sienne sur les fibres nerveuses sécrétoires, que l'oxyde de carbone et l'hydrogène sulfuré agissent sur les globules rouges du sang. En définitive, l'action des médicaments semble pouvoir être ramenée à une action élective et spéciale sur les éléments organiques. C'est à la pharmacologie qu'il appartient de chercher à déterminer cette action et d'instituer les expériences nécessaires pour arriver à découvrir sur quel groupe d'éléments histologiques tel médicament exerce plus spécialement son action.

Il ne faudrait cependant pas conclure, après tout ce que je viens de vous dire, que l'étude chimique pure des médicaments ait donné tout ce dont elle était capable, et ne puisse plus conduire à de fort utiles et remarquables résultats. Si, jusqu'à présent, on en est réduit à glaner dans le champ des hypothèses, ces hypothèses mêmes permettent de prévoir l'avenir réservé à ce genre de recherches lorsqu'on saura appliquer plus efficacement à ces questions les données de la thermo-chimie et de la stéréo-chimie. Je veux seulement vous indiquer quelques points.

L'expérience nous apprend, entre autres faits frappants, que le phosphore blanc est un violent poison, tandis que le phosphore rouge est complètement inoffensif; que des trois dérivés sulfonés du phénol, l'un, le dérivé ortho, constitue un antiseptique puissant, tandis que les deux autres, et surtout le dérivé para, sont inertes ; que des différences du même genre caractérisent les deux variétés α et β du naphtol, etc. : comment interpréter ces différences, sinon en admettant que ça n'est pas la substance elle-même, mais bien sa forme, son état moléculaire et le mouvement vibratoire résultant, qui impressionne la matière vivante et la fait réagir de telle ou telle façon ?

Les effets déterminés dans l'organisme par certaines substances sont comparables à ceux de la poudre ou des produits explosifs. Leur action sur l'économie est fonction de la *tension chimique* qu'ils possèdent ; mais nous ne savons pas encore reconnaître les causes de l'accumulation de cette force vive, ni prévoir comment les molécules doivent s'orienter dans l'espace pour réaliser, ici une substance inoffensive, ou même un aliment, là un poison des plus énergiques.

Cette part réservée à la chimie dans le domaine qui nous intéresse n'est pas la moins importante ni la moins élevée; mais il ne faut avancer dans cette voie qu'avec prudence et circonspection, afin, comme le recommandait Claude Bernard, de « satisfaire à cette double tendance de l'esprit scientifique qui, tout en recherchant avec avidité des lois générales et des théories, les repousse impitoyablement lorsqu'elles ne sont pas entièrement d'accord avec les faits ».

Paris. — May & Motteroz, L.-Imp. réunies
7, rue Saint-Benoît.

172

REVUE SCIENTIFIQUE

(3e série)

Directeur : M. Ch. RICHET

VINGT-NEUVIÈME ANNÉE — 1892

Chaque livraison, paraissant le samedi matin, contient 64 colonnes de texte

---

PRIX DE LA LIVRAISON : **60** CENTIMES

Prix d'abonnement :

	Six mois :	Un an :
Paris	15 fr.	25 fr.
Départements et Alsace. . . .	18	30
Étranger.	20	35

L'abonnement part du 1er de chaque trimestre

ADMINISTRATION ET RÉDACTION :

PARIS, 111, boulevard Saint-Germain

L.-Imp. réunies, 7, rue Saint-Benoît.

www.ingramcontent.com/pod-product-compliance
Lightning Source LLC
LaVergne TN
LVHW050506160826
845677LV00003B/980
9782329646206